# DU TRAITEMENT

DE LA

# NÉVRALGIE SCIATIQUE

PAR

## L'ÉLONGATION NON SANGLANTE DU NERF

PAR

LE Dr GILBERT LAURENT

EX-INTERNE DES HOPITAUX DE LYON

LYON

TYPOGRAPHIE ET LITHOGRAPHIE J. GALLET

2, rue de la Poulaillerie, 2.

1885

# DU TRAITEMENT

DE LA

# NÉVRALGIE SCIATIQUE

PAR

L'ÉLONGATION NON SANGLANTE DU NERF

## Du même auteur

---

1° Variole intra-utérine. (*Lyon-Médical*, 1884, t. XLVI, page 210).

2° Observation d'ulcère tuberculeux de la langue. (*Lyon-Médical*, 1884, t. XLV, p. 513).

3° Tœnia mediocanellata et cysticerque sur le même sujet. (*Lyon-Médical*, 1884, t. XLVII, p. 79).

# DU TRAITEMENT

DE LA

# NÉVRALGIE SCIATIQUE

PAR

L'ÉLONGATION NON SANGLANTE DU NERF

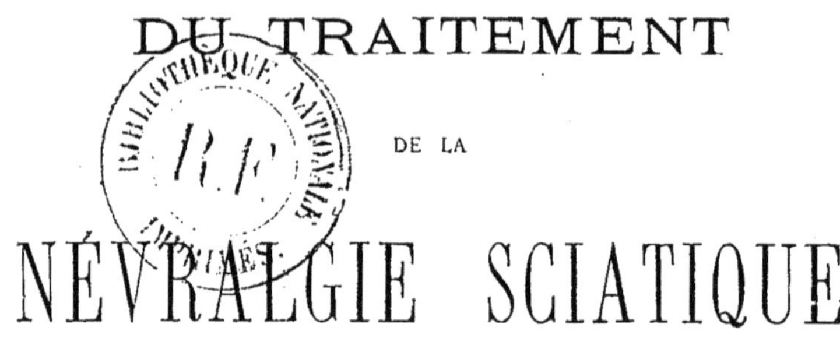

PAR

LE Dr GILBERT LAURENT
EX-INTERNE DES HOPITAUX DE LYON

LYON
TYPOGRAPHIE ET LITHOGRAPHIE J. GALLET
2, rue de la Poulaillerie, 2.

1885

# DU TRAITEMENT

DE LA

# NÉVRALGIE SCIATIQUE

PAR

## L'ÉLONGATION NON SANGLANTE DU NERF

---

## AVANT-PROPOS

Dans ces dernières années on a beaucoup vanté, à l'étranger, l'élongation sous-cutanée du nerf sciatique contre les diverses affections douloureuses dont il est le siège. Quoique recommandé par M. Dujardin-Beaumetz, dans son traité de thérapeutique, ce traitement n'a guère été employé en France ; il ne l'avait jamais été à Lyon, sauf par M. le professeur Lépine chez quelques ataxiques. En Allemagne, et surtout en Italie, il est par contre entré dans la pratique courante.

Pendant notre internat, nous avons vu deux de nos maîtres, M. L. Gignoux, médecin honoraire des hôpitaux et M. D. Mollière, chirurgien-major de l'Hôtel-Dieu, appliquer cette méthode sur tous les malades, atteints de névralgie sciatique, qui se sont présentés dans leurs services. Depuis, M. E. Faivre a bien voulu, sur notre demande, y recourir deux fois; plusieurs autres médecins des hôpitaux l'ont également employée.

Nous avons cru intéressant de grouper ces diverses observations, de les analyser et d'en tirer quelques conclusions pratiques.

Si nous en jugeons par le nombre des publications qui se sont succédé en France, depuis le commencement de l'année, l'élongation paraît en effet gagner du terrain. A la société de médecine berlinoise, Sonnenburg a pu dire récemment que : « L'élongation des nerfs semble être entrée dans une phase nouvelle ; si l'on s'en réfère aux expériences de Stinzing, il semble qu'on devra accorder à cette opération une valeur plus grande que celle qu'on lui a reconnue au moment de sa découverte (1) ».

La société de chirurgie de Paris vient également de proposer un prix au meilleur travail sur ce sujet.

Notre étude, si elle n'a d'autres qualités, aura du moins celle de toucher à une question qui semble avoir un regain d'actualité.

Aussi remercions-nous vivement notre maître, M. Gignoux, qui nous a conseillé de l'entreprendre, et nos collègues d'internat qui ont recueilli quelques-unes de nos observations, ou mis à notre disposition leur connaissance des langues étrangères.

Nos meilleurs remerciements également à M. le professeur Lépine, qui a bien voulu nous donner quelques

(1) Société de médecine berlinoise, 16 janvier 1884. (*Semaine médicale* 24 janvier 1884),

conseils pour la rédaction de cette thèse et nous faire l'honneur de la présider.

Notre étude est divisée en deux parties. Dans la première, surtout expérimentale, après un court aperçu historique de la question, nous examinons quel degré d'extension on peut déterminer dans le nerf sciatique de l'homme par cette méthode et à quels dangers elle expose. Dans un chapitre spécial, nous rappelons les lésions produites par l'élongation non sanglante dans la structure du nerf et les modifications physiologiques consécutives.

La seconde partie, exclusivement clinique, est consacrée aux observations, aux considérations qui nous paraissent en découler et aux conclusions.

---

# CHAPITRE PREMIER

## Aperçu historique

C'est tantôt à Nüssbaum, tantôt à Billroth, que l'on attribue l'honneur de la découverte de l'élongation des nerfs. On sait quel fut le point de départ de cette invention, ou plutôt de cette intervention chirurgicale.

A la suite d'une chute sur l'ischion, un malade de Billroth éprouvait de vives douleurs dans le sciatique. Ce chirurgien, songeant à une fracture du bassin et à une compression du nerf, fut à la recherche du point comprimé. Il n'y avait ni fracture du bassin, ni compression du sciatique ; mais, dans le cours de l'opération, ce nerf subit des tiraillements qui inquiétèrent le chirurgien sur les suites de son intervention. Contrairement à son attente, non-seulement ces suites furent simples, mais les douleurs disparurent immédiatement et complètement. Billroth, en publiant cette observation (1872), se crut autorisé à rapporter à l'extension qu'avait subie le nerf, la disparition des phénomènes douloureux.

La publication de ce fait rappela à Nüssbaum qu'en 1860, ayant, pendant une résection du coude, écarté fortement (par conséquent allongé) le nerf cubital, des contractures des doigts annulaire et auriculaire, qui existaient auparavant, avaient disparu. Il se promit donc d'employer ce procédé à la première occasion, ce qu'il fit peu après, avec un succès remarquable. C'était le premier cas d'élongation faite dans un but thérapeutique. Des faits nombreux vinrent bientôt s'ajouter à celui-ci.

En Allemagne, puis en France et en Angleterre, on y eut recours dans les affections les plus diverses ; ataxie, épilepsie, tétanos, contractures, spasmes, tics, convulsions, paralysies d'origine centrale ou périphérique, tumeurs ou compression des nerfs, névralgies, quelle qu'en fut l'origine.

Un historique complet de la question nous entraînerait trop loin ; il suffira, pour s'en convaincre, de jeter un coup d'œil sur l'index alphabétique qui fait suite à notre travail et dans lequel nous nous sommes cependant efforcé de ne comprendre que les cas d'élongation pour névralgie sciatique, les revues d'ensemble, ou les mémoires expérimentaux.

Nous dirons toutefois que les résultats obtenus ne répondirent pas toujours aux espérances que la découverte de l'élongation avait fait naître ; nuls dans le plus grand nombre des affections d'origine centrale, ils ne furent satisfaisants que dans les névralgies d'origine périphérique. Mais, dans celles-ci, l'intervention devait être très-restreinte.

Outre qu'elle nécessitait de la part du chirurgien une certaine habileté opératoire, elle exposait le malade à tous les dangers d'une intervention grave. Plusieurs cas de mort furent publiés (1).

(1) V. P. Tarnowski, *Archives de neurologie*, mai, juillet 1885.

On ne pouvait donc utiliser l'élongation sanglante, dans les névralgies, que pour les cas ayant résisté à tous les autres modes de traitement; encore s'exposait-on à n'obtenir qu'un résultat plus défavorable que le mal pour lequel l'élongation avait été tentée.

On chercha donc à obtenir l'élongation des nerfs par des mouvements d'extension imprimés aux membres. On y réussit dans quelques cas, surtout lorsqu'il s'agissait du sciatique qui se prête facilement à ces manœuvres.

Sorti du bassin par la grande échancrure ischiatique, ce nerf occupe constamment la région postérieure du membre. Lorsqu'on fléchit la cuisse sur le bassin, il décrit un arc de cercle autour de l'articulation coxo-fémorale, en se coudant sur le col du fémur comme sur une poulie de renvoi. La jambe étant étendue sur la cuisse, on peut donc, en fléchissant celle-ci sur le tronc, allonger plus ou moins ce nerf.

Son tiraillement était, du reste, connu depuis longtemps. Les gymnastes éprouvent fréquemment, au début, des douleurs sciatiques dues aux inclinaisons forcées du tronc, les membres inférieurs restant dans la rectitude. En Angleterre, on a également signalé la profession de cocher comme prédisposant à la fois à la sciatique et aux anévrysmes poplités. On sait que le cocher anglais se tient assis sur un siège élevé, les jambes fortement tendues et portées en avant; lorsqu'il veut arrêter son cheval, il incline le corps en avant et diminue ainsi l'ouverture de l'angle que font déjà les membres inférieurs avec le tronc. Enfin, récemment, on a (1) donné

(1) Beurmann, *Archives de physiologie*, 1er avril 1884.

comme un bon signe diagnostique, dans les sciatiques douteuses, la douleur qu'on provoque le long du nerf, par la flexion du membre inférieur sur le bassin.

Quel auteur eut le premier l'idée d'utiliser cette disposition anatomique pour produire l'élongation du nerf? Dujardin-Beaumetz en fait honneur à Billroth. Cependant cette méthode porte plutôt, en Allemagne, les noms de Langenbuck ou de Priesstnitz; en Italie, elle est universellement connue sous le nom de méthode de Trombetta (1).

N'ayant pu avoir en main toutes les pièces de ce procès en priorité, nous nous contenterons de lui conserver le nom d'élongation non sanglante du sciatique qu'elle porte en France et sous lequel elle est, du reste, souvent citée à l'étranger.

(1) Nous remercions vivement M. le professeur F. Trombetta (de Messine), qui a bien voulu nous adresser son remarquable travail sur cette question, ainsi que diverses publications, toutes très-intéressantes.

# CHAPITRE II

## Recherches expérimentales

§ I. — Une première question se pose tout d'abord : obtient-on réellement, par ce moyen, l'allongement du sciatique ?

Une expérience bien simple permet de s'en assurer : Sur un cadavre, on met le sciatique à nu par une incision allant du bord inférieur du grand fessier au creux poplité. Le sujet étant dans la position horizontale, le nerf ne possède aucune tension, mais, il se tend de plus en plus, au fur et à mesure qu'on relève la jambe. Déjà, quand la cuisse est à angle droit sur le tronc, il forme une véritable corde rigide. Si, alors, on le sectionne à sa partie moyenne, on voit les deux bouts se séparer, et, au moyen d'un compas, on peut en mesurer l'écartement.

Cet écartement varie suivant les sujets et surtout suivant le degré de flexion de la cuisse sur le bassin. Dans huit cas, la face antérieure du tibia étant amenée en contact avec la clavicule, il a oscillé entre 9 et 16 centimètres, limites extrêmes ; en moyenne 11 centimètres et demi.

Lorsqu'on n'en pratique pas la section, le nerf se laisse

distendre et ne rompt jamais. La flexion du pied sur la jambe augmente encore cette extension.

Divers auteurs ont fait des expériences sur le cadavre pour mesurer exactement cet allongement du nerf et voir en quels points surtout il se produit. Les principales publications à ce sujet sont celles de M. le professeur Trombetta, de von Corval et de Fiorani (de Lodi).

Dénudant le sciatique depuis sa sortie de l'échancrure jusqu'à la malléole interne, Trombetta et Fiorani mesurent sa longueur au moyen d'une ficelle ; puis, exécutant la flexion du membre, ils voient de combien la ficelle (qui est restée accolée au nerf, mais n'a pas été étirée) est devenue trop courte. Par ce moyen, ils ont trouvé des chiffres qui concordent assez bien entre eux : en moyenne 7 à 8 centimètres. Les chiffres de Trombetta sont un peu inférieurs à ceux de Fiorani.

On vient de voir qu'en sectionnant le nerf nous obtenions un écartement supérieur à 11 centimètres entre le bout central et le bout périphérique. Or, on peut considérer cet écartement comme égal à l'extension totale qu'aurait subie le nerf si on ne l'avait pas sectionné. Notre moyenne serait donc, de 3 centimètres au moins, supérieure à celle des auteurs italiens. Mais cette différence s'explique sans doute par le degré extrême auquel nous avons poussé l'extension sur le cadavre. De plus, Fiorani ne dit pas s'il fait la flexion forcée du pied sur la jambe.

Ces différences, dans le manuel opératoire, suffiraient à expliquer les trois centimètres que nous avons trouvés en plus.

Von Corval procédait différemment. Après avoir mis

le sciatique à nu sur toute sa hauteur, il fixait en son travers, de trois en trois centimètres, une petite épingle. Il pratiquait ensuite l'élongation ; puis, mesurant la distance qui séparait chaque épingle de la suivante, il obtenait ainsi le résultat total par une simple addition. L'écartement entre chaque épingle lui permettait, en outre, de voir en quels points du nerf se faisait surtout l'extension.

D'après lui, l'extensibilité du nerf allait en diminuant du centre à la périphérie.

Pour Fiorani, c'est précisément l'inverse qui est la vérité. L'erreur de l'auteur allemand proviendrait, selon lui, de ce qu'il ne découvrait qu'une seule des branches du nerf et ne sectionnait pas les autres branches terminales ; à la cuisse, le sciatique était donc indépendant, tandis qu'à la jambe les branches non dénudées empêchaient l'élongation de se produire dans celle qui était mise à nu.

Fiorani, en procédant d'une façon analogue, mais en sectionnant toutes les branches du nerf, sauf celle sur laquelle il opérait, a vu que l'extensibilité va, au contraire, en augmentant du centre à la périphérie et qu'elle est en raison inverse du volume du nerf.

Un autre auteur italien, Cattani, expérimentant sur les rats, a trouvé que, après l'élongation non sanglante, les désordres sont plus accusés dans les branches terminales que sur le tronc ; l'extension y serait donc également plus prononcée. Ses recherches, qui concordent avec les expériences de Fiorani, prouvent de plus que l'élongation sous-cutanée agit plus énergiquement sur les branches périphériques, non seulement quand une de celles-ci est prise isolément, mais quand toutes les branches terminales sont réunies. Nous reviendrons sur ce mémoire dans le chapitre suivant, à propos de l'anatomie pathologique.

§ II. — Il nous reste maintenant à chercher quelles lésions on détermine dans les muscles, les vaisseaux, les systèmes articulaire et osseux du membre inférieur, lorsqu'on pratique l'élongation par flexion forcée de ce membre.

C'est dans le système musculaire qu'on rencontre le plus fréquemment des lésions. Et, théoriquement, cela s'explique.

« Si, en effet, dit Fiorani (1), on prend trois points : l'ischion, l'articulation de la hanche et le genou, on obtient ainsi un triangle dont deux côtés ont une longueur constante. Le troisième, qui va de l'ischion au genou, et qui est représenté assez bien par les trois muscles demi-tendineux, demi-membraneux et biceps, n'a pas une longueur constante.

« L'angle opposé à ce côté est très-aigu quand la cuisse est droite, il devient obtus quand elle se fléchit et, par conséquent, le côté opposé est forcé de s'allonger, ce qui est bien plus marqué dans la flexion forcée. Il peut donc se produire des déchirures plus ou moins graves dans les muscles qui vont de l'ischion à la jambe. »

Cet auteur ajoute que l'élasticité musculaire a toujours suffi, dans ses expériences sur le cadavre, à parer

(1) Que notre collègue et ami, M. Rafin, qui a mis à notre disposition sa connaissance de la langue italienne, reçoive nos meilleurs remercîments.

à cet inconvénient, « sauf le cas d'un jeune homme bâti en athlète, dont les muscles étaient contracturés, où j'ai observé ces muscles (biceps, demi-tendineux, membraneux), détachés de leur insertion supérieure. »

Il arrive donc à conclure qu'en pratique, « chez les tétaniques, ou chez les malades affectés de contractures, il faudrait pousser l'anesthésie jusqu'à la résolution musculaire complète. »

Nos expériences personnelles ont été faites sur cinq cadavres ; les quatre premiers pris à l'amphithéâtre de l'Hôtel-Dieu, le cinquième à celui de la Faculté :

1° Homme de 25 ans, phtisique. Elongation deux jours après la mort.

2° Homme de 63 ans, athéromateux. Os poreux, raréfiés. Elongation 36 heures après la mort.

3° Femme de 99 ans 1/2, morte de pneumonie dans le service de M. le docteur Faivre. Elongation 48 heures après la mort.

4° Femme phtisique, 19 ans. Elongation 48 heures après la mort.

5° Femme de 40 ans environ. La mort remontait à 5 jours au moins.

Nous n'avons eu de déchirures musculaires que chez ce dernier sujet. Il s'agissait d'une femme d'environ 40 ans, dont le cadavre était déposé depuis trois jours à l'amphithéâtre de la Faculté et dont la mort remontait, par conséquent, à cinq jours au moins. L'élongation fut faite le 6 juin, pendant les fortes chaleurs ; aussi, l'infiltration et le ramollissement musculaire du sujet ne permettent pas d'accorder une grande importance aux lésions constatées. Aidé de notre collègue et ami M. Truc, prosecteur à la Faculté, nous trouvâmes : 1° à droite, une déchirure complète du biceps, en son milieu : 2° à gauche, une rupture du biceps à l'union du tiers supérieur avec les deux tiers inférieurs, et la déchirure de quelques fibres du grand adducteur.

Dans les quatre autres cas, nous n'avons jamais trouvé ni déchirure, ni arrachement musculaire.

Cependant, dans une observation de Fiorani, on note une ecchymose considérable, allant du creux poplité à la partie moyenne de la cuisse. L'auteur attribue cette ecchymose à la rupture de quelques veinules superficielles. Nous croyons plutôt qu'elle serait due à une déchirure musculaire; car le chirurgien italien avait, « *pendant les manœuvres de flexion, entendu un bruit, comme de quelque chose qui se déchirait.* »

Une autre lésion musculaire, notée sur le cadavre par cet auteur, mais que nous n'avons jamais rencontrée dans nos expériences, est la section incomplète du muscle carré crural. Ce muscle, séparant le col du fémur du sciatique, celui-ci vient presser fortement contre lui dans la flexion forcée de la cuisse.

Peut-être même pourrait-on attribuer à cet accident la douleur contuse, au niveau de la fesse, que nous avons notée chez deux ou trois de nos malades après l'opération. Nous verrons d'ailleurs que cette petite complication n'a été suivie d'aucun accident.

§ III. — On a encore signalé comme possible la rupture des vaisseaux, principalement de l'artère poplitée. Mais, la fémorale sortant du bassin au niveau du pli de l'aine, la flexion de la cuisse n'agit guère sur cette artère et sur la poplitée qui en est la continuation. Aussi, sauf les cas d'athérome de cette dernière, une déchirure ne paraît guère possible. Chez deux de nos sujets, les numéros 2 et 3, principalement le premier, qui était très athéromateux, l'élongation n'a déterminé aucune déchirure de l'artère.

Les ruptures de petits vaisseaux sont plus difficiles à constater sur le cadavre. L'épanchement sanguin signalé par Fiorani tendrait à prouver leur possibilité, s'il est vrai qu'on ait eu affaire dans ce cas à des veinules superficielles, comme le prétend cet auteur, et non à une déchirure musculaire.

Deux fois, sur le cadavre, nous avons trouvé un léger épanchement sanguin dans la gaîne et autour de la gaîne du nerf, au point où il sort du bassin. Etait-ce un simple artifice de dissection, dû à la blessure d'une petite veine avec la pointe du scalpel? Nous serions porté à le croire, car, chaque fois que, procédant lentement à la dissection de cette région, nous avons pu surveiller la pointe de notre instrument, cet épanchement a fait défaut.

Une complication à laquelle on songe toujours la première fois qu'on voit faire l'élongation non sanglante, c'est la luxation de la hanche. Or cet accident n'a pas été signalé. Nous n'avons même jamais pu, malgré nos efforts, le produire sur le cadavre. Ceci n'a rien d'extraordinaire, si on se rappelle la disposition anatomique bien connue de cette articulation.

Chez un homme de 63 ans (n° 2), en cherchant à produire la luxation, par des mouvements combinés de flexion forcée et de torsion légère, nous n'avons réussi qu'à fracturer le col du fémur du côté gauche. La fracture était intra-capsulaire.

Cette complication nous paraît en effet plus à craindre que la luxation, surtout si on opère sur des sujets dont les os sont poreux, raréfiés, comme c'était le cas pour le vieillard dont il a été question. Des fractures peuvent également se produire chez les ataxiques dont le système osseux a perdu de sa résistance. Cet accident n'ayant cependant jamais été signalé jusqu'ici, nous pouvons le considérer comme très-rare. Sur une femme de plus de 99 ans (n° 3), la flexion forcée, poussée jusqu'à ses dernières limites, n'a déterminé aucune fracture.

Toutefois, il ressort de ce court exposé expérimental que, si on veut éviter avec certitude les déchirures musculaires ou les fractures du col fémoral, il ne faut pas pousser, jusqu'à ses dernières limites, la flexion de la cuisse sur le bassin. Chez les vieillards, il sera même prudent de ne pas tenter cette opération.

La crainte d'une rupture de l'artère poplitée doit également faire rejeter l'élongation chez les athéromateux.

---

# CHAPITRE III

## Anatomie et physiologie pathologiques

C'est surtout aux travaux de Paul Vogt et Stinzing, en Allemagne, aux thèses de Duvault, Nicolas, Scheving, en France, en Italie aux recherches de Omboni et Trombetta, que sont dues nos connaissances actuelles des lésions produites dans le tronc nerveux par l'élongation sanglante et des troubles sensitivo-moteurs consécutifs.

Les divers histologistes qui ont examiné des nerfs après l'élongation, Paul Vogt principalement, ont décrit des lésions du tube nerveux et des lésions vasculaires.

D'après ce dernier auteur, dans l'élongation sanglante, on trouve toujours une ecchymose au point où a porté le crochet mousse ou le doigt dont on s'est servi pour tirer sur le nerf. Celle-ci est plus ou moins étendue, suivant la force avec laquelle on a pratiqué l'opération. En divers autres points du nerf, on rencontre également de petites extravasations sanguines limitées à la gaîne conjonctive. Moins étendues que la première, elles se rencontrent surtout aux points où les vaisseaux pénètrent dans la gaîne du nerf. Ces ecchymoses persistent cinq à six semaines en moyenne, puis, l'extravasat sanguin se résorbe complètement.

Les recherches de P. Vogt ont été faites sur le sciatique du chien.

Quinquaud a trouvé, dans le sciatique du cobaye, des segmentations de la myéline. Ces segmentations ne portent pas sur toutes les fibres du nerf, mais principalement sur celles qui sont situées à la périphérie ; elles sont surtout abondantes au point où a été appliqué l'instrument ou le doigt et dans le bout central du nerf. Le bout périphérique, moins fortement atteint, renfermerait un bien plus grand nombre de fibres saines.

Quand l'examen du nerf a lieu seulement trente à quarante jours après l'élongation, on rencontre déjà quelques fibres en voie de régénération.

Les désordres produits par l'élongation sanglante du sciatique se propagent jusqu'à la moëlle. Mme Pauline Tarnowski a entrepris une étude des lésions, encore peu connues, de cet organe après l'élongation. Ses recherches, entreprises chez le lapin, sont en cours de publication dans les *Archives de Neurologie.*

L'élongation sanglante ne serait donc, en somme, qu'une section incomplète du nerf, portant sur un nombre variable de tubes nerveux rompus à des hauteurs différentes.

Ces résultats sont-ils les mêmes dans l'élongation non sanglante ?

Cattani vient de démontrer expérimentalement qu'il n'y a qu'une différence de degré dans les lésions produites. Dans l'élongation non sanglante, celles-ci seraient moindres, plus uniformément réparties et se rencontreraient de préférence dans le bout périphérique.

Nous n'avons pu nous procurer son travail. Voici le résumé qu'en donne le journal anglais *The Practitioner* (1).

« Cattani a fait quelques expériences, dans le laboratoire de Tisoni, afin de savoir si les nerfs peuvent être élongués par l'allongement forcé du membre ; et, pour comparer les résultats obtenus de cette façon avec ceux obtenus par l'élongation du nerf avec les doigts ou un instrument, après qu'il a été mis à nu.

« Le nerf sciatique d'un rat fut élongué en étendant la jambe sur la cuisse, et, ensuite, mettant le membre dans une position telle que, fléchissant la cuisse, le pied vint toucher le cou.

« Les changements histologiques, à la suite de ce procédé, furent identiques à ceux observés après la méthode ordinaire. Dans beaucoup de fibres nerveuses, spécialement les plus larges, le cylindre-axe était rompu à distances variables ; la myéline montrait des solutions de continuité, spécialement au niveau du *nodule* de Ranvier.

« A ces premières lésions, succédèrent la dégénérescence, la disparition du cylindre-axe et de la myéline, avec accroissement du protoplasma et multiplication des noyaux. La régénération suivit la dégénérescence.

« Une différence remarquable fut notée suivant le mode d'élongation employé. Dans le mode ordinaire (sanglant), les lésions furent surtout observées au point

(1) Nous remercions notre collègue et ami M. Françon, qui a bien voulu nous traduire les diverses publications anglaises parues sur l'élongation.

où l'effet mécanique fut appliqué et dans le bout central ; dans l'élongation par extension forcée du membre, la dégénérescence s'étendait surtout aux branches périphériques. Dans celle-ci, (élongation sous-cutanée) il n'y avait pas d'hyperplasie conjonctive et les hémorragies, par rupture de petits vaisseaux, manquaient ou étaient rares. »

De cette différence dans la distribution des lésions, Cattani conclut que : « l'élongation par la position forcée d'un membre, lorsqu'il est possible de l'appliquer sur un nerf, doit être employée lorsqu'on veut agir surtout sur les branches périphériques.

« Dans ces deux méthodes, ajoute l'auteur, l'altération fonctionnelle du nerf consistait surtout dans une diminution notable de la sensibilité, la motilité étant seulement diminuée, et, pour un temps fort court. »

Ces conclusions physiologiques concordent en partie avec celles de Stinzing. Mais, d'après ce dernier expérimentateur, l'élongation sous-cutanée d'un nerf produit une action paralysante qui porte assez également sur la sensibilité, la motilité et l'influence trophique et vaso-motrice.

Les observations cliniques et les expériences de Brown-Séquard, Laborde, Terrillon et Marchand, Callender, Tarschanof, Quinquaud, sont en parfaite concordance, avec les résultats obtenus par Stinzing.

D'après ces divers auteurs, la sensibilité et la motilité suivent une marche parallèle. A peine modifiées par une élongation peu intense, elles diminuent au fur et à mesure que la force déployée dans celle-ci augmente. Après l'élongation sanglante du sciatique, on a noté, dans quelques cas assez rares d'ailleurs, une monoplégie incomplète et passagère.

Nous n'avons jamais rien observé de semblable chez nos malades. Dans une seule de nos observations on trouve une diminution parallèle, mais peu prononcée, de la sensibilité et de la motilité. Cette action a coexisté d'ailleurs avec des troubles trophiques, puisqu'il est indiqué dans ce cas que l'atrophie musculaire a augmenté après l'élongation.

M. le professeur Lépine, Quinquaud, etc., ont également signalé l'action de l'élongation sur les vaso-moteurs.

Voici ce que M. Lépine écrivait en 1876:

« On a pu voir dans plusieurs des expériences précédentes, que le tiraillement du bout périphérique du nerf était suivi d'une élévation de température plus notable qu'après l'électrisation du nerf, même avec un courant fort. Bien que ce résultat soit loin d'être constant, ainsi qu'on a pu le remarquer dans la relation d'autres expériences, il m'a paru de beaucoup le plus ordinaire. Sans oser l'affirmer d'une manière absolue, je suis cependant très-porté à penser qu'on exerce de cette manière une action élective sur les vaso-dilatateurs. » (*Société de Biologie, 1876.*)

D'après MM. Artaud et Gibson, les conclusions de Tutscheck, touchant l'irritabilité réflexe, sont les suivantes:

« 1° Une seule distension légère du tronc du sciatique augmente l'irritabilité réflexe dans le membre auquel se distribue le nerf;

« 2° Une seconde distension, suivant rapidement la première, diminue notablement cette irritabilité ;

« 3° Une troisième la ramène au-dessous de la normale ; les irritations mécaniques déterminent encore des réflexes ;

« 4° Une forte distension abaisse et détruit l'excitabilité. »

---

# CHAPITRE IV

## OBSERVATION I

*(Personnelle)*

Recueillie dans le service de M. le docteur Gignoux, salle St-Augustin, nº 28.

R... (Honoré), 40 ans, journalier. Entré le 10 janvier 1884.

Pas d'antécédents héréditaires connus. Arthritisme. Ni alcoolisme, ni syphilis. Chancres simples et bubons suppurés en 1875. Quatre blennorrhagies. En 1873, ictère guéri après un séjour de trois mois à l'hôpital.

En 1874, première attaque de névralgie sciatique gauche. Médication variée. La guérison n'est complète qu'après quatre mois de traitement. En 1876 et 1877, nouvelles attaques, d'intensité moindre, n'ayant nécessité que deux et cinq semaines de traitement. En 1879, nouvelle récidive pour laquelle le malade entre, à Paris, dans le service du professeur Lasègue. Il y est traité par des bains de vapeur (50 bains environ) et sort guéri après un traitement de deux mois et demi à trois mois.

L'attaque actuelle a débuté à la fin du mois d'octobre 1883, toujours à gauche. Entré à l'hôpital de Vienne (Isère), il y a épuisé, sans résultat satisfaisant, toutes les ressources de la thérapeutique (copahu, térébenthine, frictions, vésicatoires, pointes de feu, scarifications, etc.). Seules les injections sous-cutanées de morphine, sur le trajet du nerf, procuraient au malade un soulagement passager.

A son entrée dans le service de M. le docteur Gignoux, les principaux points douloureux sont : le point fessier, le point poplité et le point malléolaire externe. La douleur est surtout vive le long du nerf tibial postérieur. La douleur spontanée n'existe presque pas le long du sciatique poplité externe ; mais, la simple pression du doigt sur le trajet de ce nerf fait pousser des cris au malade. Un peu de gonflement au niveau de l'articulation tibio-tarsienne; hypéresthésie légère de la jambe et du pied. Perte totale du sommeil. Impossibilité absolue de la marche. Pas d'atrophie du membre.

Pendant quatre jours: capsules de térébenthine, bains de vapeur, le soir une injection de deux centigrammes de chlorydrate de morphine. Malgré ce traitement, le malade souffre, dit-il, beaucoup plus que dans aucune de ses attaques précédentes ; il se lamente, crie et pleure toute la journée, sauf pendant la rémission légère que lui procure la morphine.

Le 15 janvier, l'élongation est pratiquée par M. D. Mollière, après anesthésie à l'éther. Ejaculation pendant l'opération, sans érection.

16 janvier. Le malade a pu dormir sans morphine ; il ne souffre plus qu'au niveau de sa malléole externe, mais « *vingt fois moins*, dit-il, *qu'auparavant.* »

17 janvier. Le malade se lève et se promène dans la salle. On le garde jusqu'au 5 février, mais sans lui faire suivre de traitement. A cette date, il sort complètement guéri ; toutefois la marche un peu prolongée ramène une légère douleur malléolaire.

Un mois après, le 8 mars, nous rencontrons ce malade en ville. Il vient à nous et nous annonce qu'il a repris son travail, ne souffre plus du tout, et que le point malléolaire a complètement disparu.

## OBSERVATION II

(*Personnelle*)

Recueillie dans le service de M. le docteur Gignoux, salle St-Augustin, n° 39.

D... (Victor), 46 ans, secrétaire du commissaire de police.

Entré salle St-Augustin le 18 janvier 1884. Pas d'antécédents héréditaires ou personnels. Pas de rhumatisme.

Depuis 35 jours, douleurs violentes sur toute la face postérieure du membre inférieur gauche. Les points les plus douloureux sont le point péronier supérieur et le malléolaire externe. A été soigné en ville : opium et térébenthine à l'intérieur, frictions avec de l'alcool camphré, vésicatoires, sudation, etc. N'a jamais éprouvé d'amélioration sensible, quel qu'ait été le traitement employé. Les injections de morphine, après lui avoir procuré, pendant quelques jours, un peu de repos, sont actuellement inefficaces.

M. Gignoux n'institue aucun traitement. L'élongation non sanglante est pratiquée le 22 janvier par M. D. Mollière. Dès le lendemain, amélioration considérable. Le malade, qui ne pouvait pas poser le pied par terre, peut se promener en s'appuyant légèrement sur une canne. La douleur a complètement disparu ; il ne reste qu'un peu d'engourdissement de la jambe et du pied.

4 février. Le malade marche très-bien et sans canne ; il éprouve encore un léger engourdissement au niveau du cou-de-pied.

## OBSERVATION III

*(Personnelle)*

Recueillie dans le service de M. le docteur L. Gignoux, salle St-Augustin, n° 28.

R. C.. (Claude), cultivateur, 50 ans. Entré à l'Hôtel-Dieu le 21 mars 1884. Antécédents héréditaires inconnus. A été militaire pendant 25 ans et a fait les campagnes d'Afrique, de Crimée, d'Italie, de 1870-71. A eu la dysenterie pendant cette dernière campagne. Pas de fièvre intermittente. Jamais aucune douleur articulaire. Nie tout antécédent blennorrhagique ou syphilitique. Quelques excès de boisson pendant son séjour en Afrique ; on ne trouve cependant ni athérome, ni aucun autre symptôme d'alcoolisme chronique (tremblement, gastrite, cirrhose). Le malade est fort, bien musclé et jouit d'une bonne santé. Calvitie médiane complète, sudations abondantes, éruptions cutanées fréquentes. Herpétisme probable.

Depuis six mois environ, ce malade est atteint de névralgie sciatique droite. Au début, la douleur était peu intense, localisée exclusivement à la cuisse et disparaissait quand le malade était couché. Peu à peu, elle s'étendit à la jambe, devint plus vive, continuelle et le sommeil fut troublé. Le malade entra alors à l'Hôtel-Dieu, salle Sainte-Marguerite, dans le service de M. le docteur Faivre Après un séjour de deux mois et demi dans cette salle, il en sortit suffisamment amélioré et put reprendre son travail pendant quelques jours.

Depuis une semaine environ, la douleur est revenue plus violente qu'auparavant. Tout travail est impossible La marche est très-pénible ; le malade peut cependant faire quelques pas dans la salle, en s'appuyant sur un bâton Les points les plus douloureux sont : au niveau du creux ischio-trochantérien et, à la jambe, les deux tiers inférieurs du saphène péronier parallèlement au bord externe du tendon d'Achille. Le sommeil est possible, mais court et ne survient que le matin. Toute la région postéro-externe de son membre inférieur est recouverte de cicatrices dues aux divers traitements antérieurs (vésicatoires, ventouses scarifiées, pointes de feu, injections hypodermiques de nitrate d'argent ayant produit de petits abcès). Pas d'atrophie du membre.

Le 23 mars, anesthésie rectale à l'éther. M. le docteur D. Mollière pratique l'élongation. La résolution musculaire a été incomplète et l'élongation a exigé l'emploi d'une grande force. Ejaculation à la fin de l'opération, sans érection.

Le soir, à la contre-visite, le malade se plaint beaucoup de sa jambe ; mais la douleur n'est plus la même. Il lui semble que son membre est meurtri, moulu ; la douleur siège surtout dans les muscles du mollet ; le point fessier à disparu. Injection hypodermique de deux centigrammes de chlorydrate de morphine.

24 mars. Le malade a pu dormir cette nuit. Il va bien mieux. Au niveau du creux poplité et du mollet, toujours un peu de douleur sourde, contuse. Pas d'ecchymoses. Le malade n'ose pas se lever.

25 mars. Le malade se lève et fait quelques pas dans la salle ; la marche augmente ses douleurs. Le soir, à la contre-visite, il se plaint beaucoup ; il souffre presqu'autant qu'avant l'opération. Nouvelle piqûre de morphine.

28 mars. — Le malade peut maintenant se lever et se promener sans bâton. La douleur a beaucoup diminué. Nous ne lui avons pas fait de nouvelles injections de morphine ; il dort cependant toute la nuit.

9 avril. — L'amélioration persiste, mais la guérison n'est pas complète. Sur la demande du malade nous lui prescrivons des bains sulfureux ; il n'avait jusque-là subi aucun autre traitement que l'élongation.

16 avril. — Le malade a pris quatre bains en tout. Il quitte la salle pour aller à Longchêne. Il se lève et marche sans aucune difficulté ; la guérison est à peu près complète ; c'est à peine s'il ressent quelques légères douleurs au niveau de la fesse et quelques fourmillements dans la partie inférieure de la jambe et dans le pied : et encore, ces phénomènes ne sont-ils qu'intermittents.

## OBSERVATION IV

(*Personnelle*)

Recueillie dans le service de M. le docteur L. Gignoux, salle St-Augustin, n° 21.

D... (Antoine), forgeron, 19 ans. Entré à l'Hôtel-Dieu le 7 avril 1884.

Aucun antécédent héréditaire ou personnel. Pas de rhumatisme, pas de syphilis. Depuis un an, ce jeune homme éprouvait, à intervalles assez rapprochés, une douleur sourde dans toute la partie postérieure de son membre inférieur droit. Cette douleur, qui avait débuté par la région lombaire, avait été attribuée au début à un peu de lumbago. Le malade la compare à une sorte de picotement, de frémissement qui suivait la cuisse, la jambe et aboutissait à la face dorsale du pied. La douleur s'arrêtait parfois spontanément pendant quelques jours, puis elle revenait avec une intensité un peu plus grande qu'avant. Ni les bains sulfureux, ni diverses frictions, excitantes ou calmantes, ni les révulsifs légers n'ont modifié son état.

Depuis 15 jours, la douleur a tellement augmenté qu'il est impossible au malade de continuer son travail. La marche est encore possible, même sans appui, quoiqu'elle soit fort douloureuse. L'extension complète du membre, la flexion du tronc augmentent la douleur et lui font éprouver comme un coup de fouet dans la jambe.

Il entre à l'hôpital le 7 avril. Le point le plus douloureux se trouve à l'émergence du tronc nerveux, au-dessous des muscles fessiers ; mais la douleur s'étend sur tout le trajet du sciatique à la cuisse et du sciatique poplité externe à la jambe. Il y a une très-légère atrophie musculaire du côté du membre atteint.

Le 9 avril, élongation après anesthésie à l'éther. Le soir, à la contre-visite, le malade accuse un mieux notable ; le point fessier a presque complètement disparu ; sensation de broiement, de contusion au niveau du creux poplité et du triceps sural. La sensibilité n'est pas diminuée du côté du membre élongué.

11 avril. — L'amélioration s'est encore accentuée depuis deux jours. Toutefois la douleur contuse du mollet persiste, surtout pendant la marche ; elle a disparu au niveau du creux poplité. On ne constate pas d'ecchymoses. Le sommeil est facile.

13 avril. — Plus de trace de douleur. Marche facile.

3 mai. — Le malade peut faire de longues courses sans boiter. Il sort complètement guéri, éprouvant à peine quelques légères douleurs après une marche très-prolongée.

## OBSERVATION V

Due à l'obligeance de notre collègue et ami M. Garand.

X..., manœuvre, 40 ans, entré le 10 juin 1884 dans le service de M. le docteur Gignoux, pour une sciatique gauche.

La maladie a débuté il y a trois mois, par un point douloureux au niveau de la fesse gauche. Un peu de claudication. Au bout de huit jours, la douleur s'étend tout le long du membre, elle est surtout vive pendant la nuit. La marche est très difficile, tout travail impossible. La sudation et quelques vésicatoires ont amené une amélioration bien peu notable, toutefois la marche est plus facile.

Le 10 juin, le malade entre à l'Hôtel-Dieu. Il peut faire quelques pas dans la salle, sans de trop vives souffrances, mais en boitant. Les douleurs se produisent surtout la nuit et par accès. Tout le trajet du nerf est douloureux. Pas d'atrophie du membre.

Le 13 juin, éthérisation et élongation par M. D. Mollière. Le lendemain, la marche est plus facile, le malade peut se promener pendant plus longtemps, sans boiter, sans souffrir autant. La douleur persiste, quoique atténuée, au niveau de l'émergence du nerf à la fesse, et dans le mollet. Bains de vapeur.

Le 24 juin, le malade quitte l'hôpital. L'amélioration persiste ; toutefois le malade ressent toujours quelques douleurs nocturnes ; il accuse un soulagement très-notable, mais non une guérison complète.

## OBSERVATION VI

Communiquée par notre collègue M. Garand.

P..., gardien de la paix, 45 ans, entré le 28 avril 1884 dans le service de M. le docteur Gignoux, salle St-Augustin, n° 38.

Blennorrhagie contractée vers le milieu du mois de mars dernier et pour laquelle le malade n'a subi aucun traitement.

Le 26 avril, étant de service à la gare de Perrache, ce malade se sent pris de faiblesse dans les membres inférieurs. Il ne peut se tenir debout et ressent une vive douleur dans la fesse et la région postérieure de la cuisse et du mollet gauche. Il rentre chez lui et se couche. Le lendemain il essaie de reprendre son travail ; mais il ne peut surmonter la souffrance ; il se fait conduire à l'hôpital.

A son entrée, on constate une névralgie sciatique gauche que l'on attribue d'abord à un coup de froid. La marche est impossible. Ecoulement blennorrhagique abondant, peu douloureux. Le 29 avril, élongation après anesthésie à l'éther.

Le 2 mai, l'extension n'ayant produit aucune amélioration, et la sciatique paraissant symptomatique de la chaudepisse, on donne 15 grammes d'opiat.

8 mai.— L'écoulement a diminué; amélioration parallèle de la sciatique ; le malade souffre moins et peut marcher; toutefois, il conserve encore de la raideur de son membre gauche, pendant la marche. On prescrit des bains de vapeur et des injections uréthrales.

29 mai. — Le malade sort guéri de sa chaudepisse et de sa sciatique.

## OBSERVATION VII

Communiquée par notre collègue M. Garand.

Ch... (Louis), chauffeur, 46 ans, entré le 1er mai, salle St-Augustin, n° 48, dans le service de M. le docteur Gignoux.

Pas d'impaludisme, ni de syphilis, non plus que de rhumatisme chez ce malade. Travaille depuis 14 ans dans un lieu humide. A commencé à éprouver, il y a un an, une douleur de peu d'intensité au niveau de la région fessière profonde, gauche. Les mouvements de l'articulation étaient libres, indolents. Le malade ne souffrait que le soir, lorsqu'il restait un certain temps assis.

Il y a 53 jours, tout le membre inférieur gauche devint douloureux, dans sa région postérieure, avec prédominance de la douleur à la région fessière et à la région postéro-externe du genou. Le malade dut cesser tout travail et se mettre au lit. Vésicatoire à chaque point douloureux : pas d'amélioration.

Le 1er mai, le malade entre à l'hôpital. Il est atteint d'une névralgie sciatique de peu d'intensité. Les douleurs spontanées n'existent que très-faiblement. Dans la marche, qui est assez difficile, le membre inférieur se meut d'une seule pièce et la douleur devient vive, surtout au niveau du mollet. Pas d'atrophie du membre.

Le 2 mai, élongation par M. le chirurgien D. Mollière. Reporté dans son lit, le malade a éprouvé, pendant une heure environ, de fortes douleurs térébrantes dans le talon gauche.

Le soir, à la contre-visite, le malade peut se lever et marcher sans ressentir des douleurs aussi vives qu'auparavant. Toutefois il n'est complètement guéri que le 24 mai. Il n'a suivi aucun traitement depuis l'élongation.

## OBSERVATION VIII

(Communiquée par notre collègue M. Garand.)

S... (Michel), journalier, 46 ans, salle Saint-Augustin, n° 20, service de M. le docteur L. Gignoux.

Pas de syphilis, pas de rhumatisme, pas de fièvre intermittente. Début le 25 avril, par une douleur située au bas de la région lombaire ; pas de traitement. Le 10 mai, douleur vive à la région fessière gauche et le long de la jambe, jusqu'à la malléole externe. Crises douloureuses. Impossibilité de marcher. On applique successivement trois vésicatoires. Pas d'amélioration.

A son entrée à l'hôpital, le 21 mai, l'état ne s'est pas amélioré. Signes évidents de sciatique gauche. Le 23, élongation par M. D. Mollière. Au réveil, douleur vive, éphémère. Dans la journée, le malade ne se plaint d'aucune crise ; il essaye de marcher et y réussit, mais ressent encore quelques élancements dans la marche. Les points douloureux sont à la région lombaire et à la partie inférieure de la cuisse.

26 mai. — Depuis l'opération, amélioration progressive, sans traitement. On ordonne des bains de vapeur tous les deux jours. Guérison.

## OBSERVATION IX

(Recueillie et communiquée par notre excellent collègue M. Devars.)

P... (Réné), 76 ans, marinier, entré, le 5 avril 1884, dans le service de M. le docteur Rambaud, salle Saint-Maurice, n° 18.

Variole en bas-âge. Pas de rhumatisme, pas de syphilis, pas d'habitudes alcooliques. Ce malade dit éprouver, depuis fort longtemps, une douleur qu'il localise au voisinage du trochanter gauche. Elle gênerait actuellement beaucoup sa marche. La pression est très-douloureuse le long du trajet du sciatique, principalement dans son tiers supérieur. Névralgie sciatique gauche indiscutable.

20 mai. — Le malade a pris des bains de vapeur et de la térébenthine ; il n'est nullement amélioré.

21 mai. — Le malade est soumis à l'élongation du sciatique par M. Mollière, après anesthésie à l'éther. Dans la soirée, il éprouve des douleurs assez vives dans la fesse.

22 mai. – Amélioration ; disparition des douleurs. Le malade boite cependant encore en marchant.

28 mai. — Le malade avoue être revenu dans le même état qu'avant l'élongation.

15 juin. – Le malade sort ; il boite toujours.

## OBSERVATION X

(*Personnelle.*)

G... (Jean-Baptiste), 26 ans, employé à la Compagnie P.-L.-M., entré, le 11 juin 1884, salle Sainte-Marguerite, service de M. le docteur E. Faivre.

Bonne santé habituelle ; pas de rhumatisme, ni alcoolisme,

ni syphilis. Il y a huit mois, ce malade prit froid : il éprouva, à partir de ce jour, des douleurs vagues, de l'engourdissement, de la raideur dans les deux membres inférieurs, mais pas plus à gauche qu'à droite. Ces douleurs avaient totalement disparu quand, le 1er juin, le malade, soulevant un colis de 90 kilogr., ressentit dans le membre inférieur gauche, une douleur subite qui alla en augmentant les jours suivants. Aujourd'hui, le malade localise très-nettement sa souffrance au niveau de l'échancrure ischio-trochantérienne, du creux poplité, du côté externe du tendon d'Achille et au talon. La douleur spontanée est modérée; la marche, encore possible, fatigue vite le malade et réveille ses souffrances. La position assise est très-douloureuse, presque impossible. Sommeil mauvais.

Le 16 juin, anesthésie à l'éther; élongation non sanglante par M. le chirurgien-major D. Mollière.

17 juin. — Le malade a pu dormir toute la nuit. La marche est plus facile; la douleur, par pression sur le trajet du nerf, bien moins vive.

Sort complètement guéri le 25 juin ; ni douleur spontanée, ni douleur à la pression.

## OBSERVATION XI

*(Personnelle.)*

D... (Georges), burineur, 55 ans, entré, le 25 avril 1884, dans le service de M. le docteur E. Faivre, salle Sainte-Marguerite, n° 8.

Pas de syphilis, pas d'alcoolisme. A l'âge de 21 ans, fièvres intermittentes ayant duré quelques semaines. Au mois de juin 1883, le malade, qui travaille dans une usine, reçut un éclat d'acier dans le creux poplité. Hémorrhagie consécutive abondante. Deux mois après, ouverture spontanée d'un petit abcès au niveau de sa blessure. A partir de ce moment, le malade, qui auparavant gardait le lit, put se lever et marcher avec deux béquilles d'abord, plus tard avec un bâton.

Dans la marche, qui est très-pénible, le corps n'appuie presque pas sur la jambe droite ; le genou est demi-fléchi, la pointe du pied seule touche la terre. Atrophie très-prononcée du membre ; perte de force. La sensibilité est diminuée sur la face interne de la jambe et de la cuisse. Le malade accuse une douleur sourde et une sensation de froid le long du trajet du sciatique. L'état général est bon, le sommeil est conservé.

Le 15 mai, l'électrisation du membre malade n'ayant amené aucune amélioration, on fait faire l'élongation par M. D. Mollière.

17 mai. — Le malade est très-content de l'opération ; il ne ressent plus aucune douleur dans la jambe, mais la cuisse reste aussi douloureuse qu'avant. Le malade prétend que la marche est plus facile ; toutefois, le résultat ne nous paraît pas aussi satisfaisant qu'à lui.

3 juin. — Disparition à peu près complète de la douleur dans tout le membre droit. Le malade accuse une diminution très-grande des forces de ce côté ; s'il peut s'appuyer sans souffrir sur son membre malade, celui-ci fléchit immédiatement. Malgré tous les efforts du patient, on fléchit la jambe sur la cuisse sans éprouver de résistance. L'atrophie paraît avoir augmenté. (Circonférence du mollet : à droite, $0^m$ 29 ; à gauche, $0^m$ 31 ; de la cuisse : à droite, $0^m$ 44 ; à gauche, $0^m$ 48.)

18 juin. — Le malade ne peut toujours pas s'appuyer sur sa jambe droite qui se dérobe sous lui On lui fait des pointes de feu tout le long du trajet du nerf sciatique.

2J juin. — Sort légèrement amélioré ; la douleur est moins aiguë, mais existe encore dans les mouvements de flexion de la cuisse surtout.

## OBSERVATION XII

(*Résumée*)

Communiquée par notre collègue et ami M. Rollet.

V... (Julien), 42 ans, journalier, entre à l'Hôtel-Dieu le 11 novembre 1884, dans le service de M. le docteur L. Gignoux, salle St-Augustin, n° 24.

Pas de maladie vénérienne; pas de rhumatisme. La seule affection dont ait été atteint ce malade est une bronchite en 1870. Il y a deux mois, après s'être exposé à l'humidité, il a ressenti des douleurs dans les muscles lombaires, puis, il y a environ 40 jours, des douleurs dans la cuisse, la jambe et le pied gauche.

A l'entrée, névralgie sciatique très nette. Les points les plus douloureux sont le point fessier et le point malléolaire externe. Le malade marche en boitant et en saluant Les douleurs sont moins vives qu'il y a quelques jours; le sommeil n'est pas troublé.

14 novembre. — Elongation par M. D. Mollière, après anesthésie. Dans la soirée, le malade accuse une légère diminution de la douleur.

28 novembre. — Le malade est envoyé en convalescence à Longchêne; il ne souffre presque plus et marche à peu près sans boiter.

31 décembre. — Le malade rentre dans la salle. Les douleurs étant revenues un peu violentes, on lui a fait à Longchêne des pointes de feu superficielles tout le long du trajet du nerf; il a été amélioré par ce traitement. Il sort peu de temps après très-bien guéri, marchant parfaitement.

Ce malade a été plusieurs fois soupçonné de simulation ; on croit qu'il exagérait ses souffrances pour prolonger son séjour à l'hôpital.

## OBSERVATION XIII

Due à l'obligeance de notre collègue M. Rollet.

V... (Henri), 47 ans, gardien de la paix, entré le 21 novembre 1884 à l'Hôtel-Dieu, salle St-Augustin, n° 26, service de M. le docteur L. Gignoux.

Père rhumatisant. Quelques excès alcooliques, étant militaire.

Syphilis contractée il y a 17 ans. En 1874, sciatique droite ayant nécessité un séjour de cinq mois et demi à l'Hôtel-Dieu.

Aujourd'hui, sciatique du même côté remontant à un mois et demi. Le malade souffrait surtout la nuit; il a pu néanmoins continuer son service jusqu'à ce jour; mais les douleurs ont augmenté et le malade boite. Le point d'émergence du sciatique, la tête du péroné et la malléole externe, sont les principaux points douloureux.

25 novembre. — L'élongation est faite par M. D. Mollière.

Le malade sort, dans les premiers jours de décembre, complètement guéri.

## OBSERVATION XIV

Communiquée par MM. Rollet et Condamin, internes des hôpitaux.

G..., 29 ans, plâtrier, entré le 30 mars 1885 dans le service de M. le professeur Mayet, salle St-Augustin, nº 8.

Père rhumatisant. Le malade est d'une bonne constitution. Pendant son enfance, il dit avoir eu des convulsions; depuis, bonne santé habituelle. Pas d'alcoolisme, pas de syphilis. Il y a 2 ans, il fut atteint d'une sciatique gauche, qui dura deux mois et demi, se traita chez lui et guérit à peu près complètement. Il y a un an, eut la variole, pour laquelle il entra à l'hôpital de la Croix-Rousse, où il resta un mois.

Il y a un mois, il ressentit les mêmes douleurs qu'il avait éprouvées il y a deux années. Il s'aperçut que la marche était difficile, et, depuis 15 jours, il est obligé d'interrompre son travail. Le sommeil est cependant possible. Névralgie sciatique gauche. Les points les plus douloureux sont les points inter-ischio-trochantérien, poplité et dorsal du tarse. Pas d'atrophie musculaire appréciable; pas de troubles trophiques. Le malade marche avec beaucoup de peine en fléchissant la jambe et en se courbant en deux.

31 mars — Pulvérisation de chlorure de méthyle le long du sciatique. L'application n'a pas été très-douloureuse sur le moment; le malade a souffert une demi-heure après.

2 avril. — Deuxième application de chlorure de méthyle le long du nerf malade.

3 avril. — Erythème dans toute la hauteur du membre, large phlyctène au-dessus de la malléole. Peu de soulagement.

6 avril. — Le malade a beaucoup souffert. Les douleurs, très-vives, surtout au pied et au creux poplité, ont amené l'insomnie. 8 ventouses scarifiées le long du sciatique.

7 avril. — Pas de soulagement notable ; insomnie. Bandelette vésicante.

8 avril. — Quatre capsules de térébenthine. Potion opiacée.

9 avril. — Nuit meilleure.

11 avril. — Six capsules térébenthine.

16 avril. — Bain sulfureux.

23 avril. — La douleur est supportable au lit ; mais devient très-vive dans la station debout ou assise et surtout dans la marche.

28 avril. — Elongation du sciatique par M. Mayet, après anesthésie par l'éther. Ejaculation pendant l'opération.

2 mai. — L'élongation a produit une amélioration réelle et notable, quoique le malade souffre encore un peu. La douleur, dit le malade, est d'un caractère différent de celle qu'il ressentait auparavant ; elle est sourde, contuse, se fait sentir du mollet à la cheville, mais non à la cuisse.

7 mai. — L'amélioration persiste ; le malade peut marcher facilement. Reprise des bains de vapeur alternés avec les douches de vapeur.

12 mai. — Le malade accuse un retour de la douleur sur toute la longueur de la jambe, et, à la cuisse, au niveau du point d'émergence du nerf.

## OBSERVATION XV

(Due à l'obligeance de notre excellent collègue et ami M. Honnorat.)

C... Benoît, 40 ans, gardien de la paix, entré à l'Hôtel-Dieu le 3 novembre 1884, salle Saint-Jean, n° 26, service de M. le docteur Meynet.

Comme antécédents personnels, nous ne relevons que quelques manifestations rhumatismales : Névralgies fréquentes, iritis rhumatismale soignée, en 1879, par M. le docteur Gayet. Après la guérison de cette iritis, le malade ne tarda pas à éprouver des douleurs dans les articulations des membres inférieurs, le droit d'abord, le gauche ensuite. Il fit pour cela plusieurs séjours à l'hôpital.

Enfin, depuis quatre ou cinq jours, le malade a dû quitter son service, les douleurs devenant plus fortes, la marche pénible et difficile. Le repos les a cependant déjà un peu calmées. La pression aux points fessier et poplité est douloureuse. Le malade dessine exactement le trajet de son sciatique, quand il veut montrer le siège de la douleur. Pas d'atrophie des membres.

Deux vésicatoires sont successivement appliqués au niveau des points les plus douloureux. Amélioration légère, pendant quelques jours, puis, les douleurs reviennent avec leur première intensité à gauche et même avec plus de force qu'auparavant à droite.

Le 15 décembre, l'élongation non sanglante des deux sciatiques est faite par M. D. Mollière. Quoique le malade nie tout antécédent alcoolique, il a eu une période d'excitation très-forte. Aussi, malgré que l'éthérisation ait été suffisamment prolongée, la résolution musculaire n'était pas complète au moment où l'opération a été pratiquée.

Le malade ne retire aucun soulagement nettement appréciable de l'élongation.

Le 8 janvier, première application de chlorure de méthyle. La pulvérisation est faite de la fesse au mollet ; elle ne dure que quelques secondes ; on s'arrête dès que la peau blanchit. La douleur causée est extrêmement intense et dure toute la journée.

Le lendemain, le malade nous montre des phlyctènes de la dimension d'un haricot à celle d'une amande ; de plus, il y a un érythème considérable de la peau.

La douleur due à la pulvérisation s'atténue, puis, cesse définitivement 48 heures après ; mais, à la suite des phlyctènes, il se produit des eschares superficielles de peu d'étendue, qui guérissent facilement et rapidement; l'érythème persiste plusieurs semaines.

La névralgie n'est nullement modifiée par ce traitement, même d'une façon passagère. Le malade redoute et n'accepte pas une seconde séance de pulvérisation. On l'envoie aux douches de vapeur.

## OBSERVATION XVI

Y... (Louis), 20 ans, forgeur, entré salle Sainte-Marthe, le 10 février 1884, service de M. D. Mollière. Sciatique droite.

Elongation non sanglante. Guérison. Sort le 16 février.

## OBSERVATION XVII

C.. (Jean-Baptiste), 55 ans, marinier, entré salle Saint-Joseph, n° 25, service de M. D. Mollière, le 13 mai 1884.

Sciatique et arthrite rhumatismale légère de la hanche.

Amélioration par l'élongation. Sort le 11 juin.

## OBSERVATION XVIII

C... (Françoise), 22 ans, tisseuse, née à Bessenay, entrée le 2 juin 1884, pour une sciatique rebelle datant du 3 mars.

Elongation non sanglante. Disparition des douleurs spontanées, mais persistance de la douleur pendant la marche.

Après une deuxième élongation, guérison complète.

## OBSERVATION XIX

X..., religieuse, salle Sainte-Marie, service de M. le docteur Meynet. Sciatique gauche.

Elongation non sanglante ; amélioration légère des douleurs pendant deux ou trois jours seulement, puis, retour de celles-ci. Une deuxième élongation ne produit aucune amélioration. M. Mollière croit que l'embonpoint de cette malade, n'ayant pas permis de pousser la flexion de la cuisse assez loin, c'est à cette raison qu'il faut attribuer l'insuccès noté dans ce cas.

## OBSERVATION XX

X..., concierge, quai de l'Archevêché. Opérée en ville par M. D. Mollière, pour une sciatique droite.

Guérison complète.

Nous avons eu l'intention de supprimer les cinq dernières observations de notre thèse (n$^{os}$ 16, 17, 18, 19, 20.) Le diagnostic et le résultat opératoire y sont seuls consignés. Si nous les rapportons, c'est afin de n'omettre aucun des faits d'élongation non sanglante, pratiquée jusqu'à ce jour à l'Hôtel-Dieu de Lyon, dans la névralgie sciatique.

# CHAPITRE V

## Considérations cliniques

Un premier fait ressort de la lecture de nos observations : nous n'avons jamais eu un seul accident pendant l'élongation non sanglante.

Or, outre les lésions anatomiques possibles, ainsi que nous l'avons vu précédemment, il y avait à craindre les dangers de l'anesthésie. Cl. Bernard a signalé, et, depuis, Brown-Séquard, Vulpian ont démontré expérimentalement, que l'anesthésie chloroformique était plus dangereuse pendant les opérations ou excitations portant sur les nerfs périphériques, que pendant les opérations portant sur d'autres organes (1). Toutes nos anesthésies ayant été faites avec l'éther, est-ce à l'emploi de cet agent qu'il faut attribuer ce bon résultat? Nous le croyons. D'ailleurs, on pourra, si on redoute une syncope, faire au malade, dix minutes avant de l'endormir,

(1) Le cas de mort attribué à Dujardin-Beaumetz ne peut entrer en ligne de compte : « Ce malheur, dit-il, n'incrimine nullement la méthode, car notre malade a succombé avant toute tentative faite pour obtenir cette élongation. » *Clinique thérapeutique*, III, page 92.

une injection sous-cutanée de morphine et atropine. Deux de nos maîtres, MM. Morat et Aubert, ont démontré les avantages de cet alcaloïde de la belladone contre la syncope cardiaque (1).

Mais, un bon remède est celui qui guérit et non celui qui ne fait pas de mal. Dans combien de cas la névralgie sciatique est-elle guérie par l'élongation non sanglante?

Sur vingt observations, nous notons dans six cas une guérison complète, immédiatement après l'élongation. (Observat. II, IV, X, XIII, XVI, XX.)

Cinq fois la guérison est survenue, mais ultérieurement; tantôt après une seule (nos 1, 7) ou deux élongations successives (n° 18), tantôt après adjonction de quelques bains de vapeur (nos 5, 8).

Si nous ne considérons les bains de vapeur que comme un simple adjuvant du traitement (et cela nous paraît d'autant plus logique qu'une grande amélioration avait été constatée de suite après l'opération) nous avons donc onze cas de guérison complète à l'actif de l'élongation, c'est-à-dire 50 % environ.

Dans six cas, l'amélioration a persisté plus ou moins (observat. XI, XVII), parfois huit jours au plus (observat. IX, XII, XIV, XIX).

Dans les trois derniers cas, l'insuccès a été complet.

Le premier de ces trois derniers faits présente cette particularité, que la nature de la douleur avait été modifiée par l'élongation. Au lieu d'être vive, aiguë, lancinante, c'était une douleur sourde, contuse. Nous nous rappelons que le malade la comparait à la souffrance qu'on éprouve après avoir reçu des coups de bâton.

(1) Voir Colombel, thèse de Lyon, 1884.

Nous croyons cependant qu'on ne peut considérer ce résultat que comme un fait absolument négatif..

Dans le second cas (observat. VI), le malade était blennorrhagique. La nature de la névralgie était donc ici toute spéciale et nous pourrions éliminer ce fait, que nous maintenons cependant au passif de la méthode.

L'observation XV a trait à une sciatique double. Nous ferons remarquer que, dans ce cas, une médication nouvelle de la sciatique, le chlorure de méthyle, a également échoué. Dans l'observation précédente (n° 14), cette méthode avait eu un résultat inférieur à celui de l'élongation.

Un examen attentif de nos observations permet, en outre, de noter quelques faits intéressants.

Après l'élongation, les points qui, le plus fréquemment, sont restés douloureux, sont les points malléolaire, fessier, poplité.

On a également noté une sensation de contusion, d'attrition, surtout au niveau de la fesse et du mollet. Ce phénomène a été observé plus fréquemment qu'on ne l'a écrit dans les observations ; c'était assez souvent, en effet, une simple sensation plutôt qu'une douleur. M. Gignoux l'attribue à la compression du membre par la main du chirurgien pendant l'opération. Cette explication, très-logique quand la douleur est exclusivement localisée au mollet, nous paraît insuffisante pour expliquer le point fessier, l'opérateur n'agissant jamais à ce niveau avec la main.

Ne serait-il pas plus rationnel de l'attribuer à la compression du nerf par l'épanchement sanguin qui se fait dans sa gaîne, ou encore à de petites déchirures musculaires ?

Un fait curieux à enregistrer est l'éjaculation, sans érection, observée trois fois pendant l'opération (obs. I, III, XIV). MM. Gignoux et D. Mollière attribuent ce phénomène à l'irritation produite, par l'élongation du nerf, sur le centre médullaire génito-spinal de Budge.

Rémy (1) a signalé, chez le cobaye, un ganglion nerveux, du volume d'une petite tête d'épingle et placé sur la veine porte. L'irritation de ce ganglion amène l'éjaculation sans érection. Mais, outre que sa présence n'a pas été démontrée jusqu'ici chez l'homme, on ne voit pas comment l'élongation pourrait agir sur lui.

Enfin, l'action de l'acide carbonique sur les centres nerveux, dans les asphyxies incomplètes, produit également l'éjaculation. C'est surtout dans la pendaison qu'on a noté ce fait. L'anesthésie, dans ces trois cas, a-t-elle été poussée jusqu'à un commencement d'asphyxie ? Dans les deux premiers cas, nous avons surveillé nous-même l'anesthésie ; la résolution musculaire était complète, mais nous n'avons observé aucune tendance asphyxique chez nos malades. Notre collègue et ami, M. Rollet, nous affirme qu'il en était de même dans le troisième cas. De plus, l'éjaculation, dans l'asphyxie, ne se produit qu'après l'érection, et celle-ci a manqué chaque fois.

(1) Ch. Rémy, Nerfs éjaculateurs, *Comptes rendus de la Société de biologie*, 26 juillet 1884 (tome I, n° 30, page 497.).

Nous croyons donc, avec MM. Gignoux et Mollière, que c'est l'irritation du centre médullaire de Budge, produite par l'extension du sciatique, qui est la cause de ce phénomène.

Les considérations relatives à l'âge, à la profession, au sexe des malades, à la plus ou moins grande fréquence de la névralgie à droite ou à gauche, ne nous arrêteront pas. Tous les auteurs qui se sont occupés de ce sujet, depuis Valleix, ont reproduit des statistiques à ce sujet. Elles portent sur un nombre assez considérable de cas, pour que nos vingt observations ne puissent en rien modifier leurs chiffres.

L'influence de la durée de la maladie sur le résultat du traitement offre plus d'intérêt. Dans le premier groupe d'observations, (guérison immédiate), trois fois (n^os 13, 16, 20) la date du début de l'affection n'a pas été notée ; dans un cas (n° 2) elle remontait à 35 jours. Dans les observations IV et X, les malades éprouvaient des douleurs, l'un depuis un an, l'autre depuis 8 mois; la sciatique n'était toutefois devenue assez douloureuse, pour entraver la marche, que depuis 15 jours chez le premier malade, 10 jours chez le second.

Dans les observations I, V, VII, VIII, XVII, la guérison n'a été complète qu'un certain temps après l'opération. Chez ces malades, l'affection remontait à 2 mois et demi, 3 mois, 53 jours, 15 et 8 jours. La moyenne paraît donc un peu plus forte dans cette deuxième série ; d'où peut-être, les résultats inférieurs à ceux obtenus dans les cas précédents.

La troisième série, dans laquelle il n'y a que des améliorations, présente malheureusement plusieurs lacunes. Dans deux cas, aucune date n'est notée (nos 17 et 19) ; dans un autre (n° 9), les douleurs existaient depuis longtemps, mais on ne fixe pas de date précise ; dans les trois autres observations, le début remonte à 9 mois, 40 jours et 1 mois (nos 11, 12, 14).

Dans les trois insuccès, le début est de : 6 mois, 4 jours, 4 ou 5 jours.

Le dernier de ces faits est le seul où la diathèse rhumatismale soit franchement accusée ; le malade traité par M. Gayet, pour une iritis rhumatismale, avait fait plusieurs séjours ultérieurs dans les hôpitaux, pour des douleurs articulaires. Dans les autres cas, on note deux fois seulement du rhumatisme chez les ascendants (obs. XIII et XIV), un cas fut un succès, dans le second il y eut récidive.

L'arthritisme et l'herpétisme sont notés chacun une fois (nos 1 et 3).

Dans aucune autre observation, on ne signale de diathèse ; leur absence est même, le plus souvent, nettement indiquée.

L'atrophie du membre, n'est signalée que deux fois ; d'abord chez un malade dont les douleurs avaient débuté un an auparavant, et chez lequel l'élongation amena la guérison complète; ensuite, chez le malade qui fait l'objet de l'observation X. Chez ce dernier, le diagnostic n'était pas névralgie sciatique, mais, névrite par blessure du nerf. Tous les auteurs ont signalé la fréquence de l'atrophie dans ce cas, tandis qu'elle reste à l'état d'exception dans les simples névralgies. L'atrophie observée chez lui augmenta encore après l'élongation. Mais, les mensurations n'ayant été prises que quelques jours après l'opération et pas avant, on ne peut pas fixer la part exacte qui revient à l'élongation dans cette atrophie. Ce malade est encore remarquable à un autre point de vue. C'est le seul chez lequel l'opération ait amené une diminution de la force musculaire. Chez lui seul également on a noté, à l'entrée, une sensation de froid le long du nerf avec diminution de la sensibilité; celle-ci ne paraît pas avoir été augmentée par l'élongation.

L'état de la sensibilité, avant et après l'opération, était en effet très-intéressant à étudier. On aurait pu voir si, comme l'a trouvé Stinzing chez les animaux, elle n'est pas diminuée par l'élongation. Malheureusement cette particularité n'a été notée qu'une fois, dans l'observation IV, où aucune différence n'a été trouvée à ce point de vue entre le membre sain et le membre opéré.

M. le professeur Lépine, chez les ataxiques qu'il a élongués, a noté fréquemment une diminution de la sensibilité.

Avant de terminer ce chapitre, nous croyons devoir indiquer la façon dont l'élongation est habituellement pratiquée.

Le malade est préalablement anesthésié (1). Dans le cas contraire, la douleur est très-vive, et, le malade se contractant fortement, la flexion ne peut être poussée assez loin, à moins que l'opérateur ne déploie une très-grande force.

La résolution musculaire étant complète, le malade est couché sur un brancard, ou, à terre, sur un matelas, dans le décubitus dorsal. Un aide immobilise le bassin en appuyant fortement une main sur chaque épine iliaque. Le chirurgien, placé de côté, glisse un bras sous la jambe du malade, contourne la face interne du genou sur lequel il appuie fortement avec la paume de la main pour maintenir le membre dans l'extension; le mollet du malade est appliqué ainsi sur la face antérieure du bras de l'opérateur, qui, avec l'autre main, saisit la pointe du pied pour le fléchir sur la jambe. Alors, procédant lentement, par petites secousses répétées, le chirurgien redresse le membre, puis le fléchit peu à peu sur le bassin. Il l'amène à former ainsi, avec le tronc, un angle très-aigu, de 15° à 20° environ, mais toujours inférieur à la moitié d'un angle droit. Trombetta va plus loin, il amène le talon à la hauteur du visage et le membre parallèle au tronc. On obtient facilement ce résultat sur le cadavre; on peut même amener la face antérieure du tibia en contact avec la clavicule. Mais, nous croyons que, sur le vivant, il faut agir plus prudemment, sauf à recommencer l'opération et à la

(1) M. le professeur Lépine, qui a employé cette méthode dans les douleurs fulgurantes des ataxiques, n'endort pas son malade. Il a néanmoins obtenu de bons résultats.

pousser un peu plus loin la seconde fois. Outre que dans les cas de grossesse, d'obésité (obs. XIX) on ne peut amener le membre à être parallèle au tronc, on s'expose à produire des accidents ; ce qu'il est toujours possible d'éviter en agissant de la façon que nous indiquons.

# CONCLUSIONS

Des observations cliniques et de nos expériences cadavériques, nous croyons donc pouvoir conclure que :

1° La flexion forcée de la cuisse sur le bassin, lorsque le membre inférieur est dans la rectitude, produit l'élongation du nerf sciatique et de ses branches.

2° Cette opération, faite prudemment, n'est suivie d'aucune complication sérieuse.

3° Elle n'aggrave jamais la névralgie sciatique.

4° Elle est suivie de guérison, c'est-à-dire de la disparition de la douleur, dans un peu plus de la moitié des cas.

5° Dans un tiers des cas environ, elle produit une simple amélioration, persistant pendant un temps plus ou moins long.

6° Dans les 3/20 des cas, le bénéfice qu'on en retire est absolument nul.

7° Cette opération n'entrave nullement un autre traitement concomitant, quelle que soit la nature de celui-ci ; souvent même elle lui vient en aide.

# INDEX BIBLIOGRAPHIQUE (1)

ARTAUD et GIBSON. De l'élongation des nerfs. *Revue de chirurgie*, 1882. p. 134 et 207.

* BERNAYS. Sciatic neuralgia. (Nerve-strètching and neurotomy).
Saint-Louis. *Journal de méd. et chir.*, t. XXXIX, 1880, p. 249.

BILLROTH. *Archiv. für Clinische Chirurgie*, 1872, t. XII, 379.

* BIRD. *The New-York médic.* Record, t. XIV, septembre 1877.

BLUM. *Archives genérales de médecine*, janvier 1878, p. 22.

BLUM. *Gazette médicale de Paris*. 1882, p. 145.

* BRAMWELL. A distensao do nervo na neuralgia sciatica. *Courrier médical de Lisbonne*, t. IX, 1880, p. 169.

(1) Les journaux anglais (*The Lancet, Times and Gazette, etc.*), renferment un grand nombre d'observations de *Sciatique guérie par l'élongation* ; mais, il s'agit presque toujours de l'élongation sanglante, nous les laissons de côté. Parmi les indications que nous donnons ici, quelques-unes ayant simplement pour titre : *Névralgie sciatique, élongation*, se rapportent sans doute également à l'élongation sanglante ; toutefois, n'ayant pu les contrôler, nous les faisons figurer dans notre index. Elles sont précédées d'un astérisque.

Nous comprenons également dans cet index les diverses revues statistiques et les mémoires ayant trait à l'anatomie ou à la physiologie pathologique de l'élongation.

BROWN-SÉQUARD. Recherches sur les effets de l'élongation du nerf sciatique, sur les animaux ayant une hémisection de la moelle épinière. *Gazette médicale de Paris*, 1881, n° 6.

BROWN-SÉQUARD. Nouveaux faits relatifs à l'élongation du nerf sciatique. *Gazette médicale*, 1881, n° 10.

CALLAMAND. Du traitement chirurgical des névralgies. *Journ. thérap.*, Paris. 1882, t. IX, p. 529.

* CAMÉRON. Treated by nerven stretching. *Glasgow méd. journal*, 1884, p. 401.

CATTANI. *Gazetta degli Ospitali*, 1884, n^os^ 52 et 68.

CATTANI. *Gazetta degli Ospitali*, 1885, n° 4.

CHANDLER. Etude statistique sur l'élongation des nerfs, *Médic. Record* New-York, sept. 1882. Analysé dans la *Revue des sciences médicales de Hayem*, 1883, t. XXI, p. 682.

CHAUVEL. Sur l'élongation des nerfs. *Archives générales de médecine*, 1881, p. 707.

CHAUVEL. De l'élongation des nerfs. *Archiv. génér. de médec.*, juin 1885.

COMINGOR (J.-A.). On a surgical treatment of sciatica. *Am. Pract.*, Louisville, 1884, t. XXIX, p. 65.

CORVAL (Von). Mittheilung ueber umblütige Nervendehnung bei Neuralgie. *Correspondenz Blatt für schweizer Aertze*, n° 5, p. 119, 1er mars 1883.

COULON (Hyacinthe). Des névralgies considérées principalement au point de vue de leur traitement. Thèse de Paris, 1882, n° 80.

CRAITH (Mc J.). Nerve stretching for cure of sciatica without any cutting operation. *Medic. Times and Gaz.*, 1880, t. II, p. 267.

DEBOVE et GILETTE. Société de chirurgie, 1880, t. VI, p. 767.

DEBOVE et LABORDE. Effets de l'élongation des nerfs dans l'état pathologique et dans l'état physiologique. *Gaz. médic. de Paris*, 1881, n° 8.

* DORLANG (J.). Nerve stretching for sciatica *Montréal, Méd. and sir. J.*, 1881-82, t. X, p. 541.

DOUCHNOWSKI. Operatsii rastjajenija siedalishnich nervov. Deux cas d'élongation du nerf sciatique. *Wratch Waïdom*, Saint-Pétersbourg, 1883, t. VIII, p. 499.

DUVAULT. De la distension des nerfs comme agent thérapeutique. Thèse de Paris, 1876, n° 403 *bis*,

DUJARDIN-BEAUMETZ. *Clinique thérapeutique*, t. III.

* FIFIELD. Sciatica cured by stretching the sciatic nerve. Philadelphie, *Médic. News*, 1883, t. XLII, p. 10.

FIORANI. Sciatica ribelle agli ordinari mezzi di cura è guarita colle stiramento incruento dello sciatico. Milan, *Ann. univ. di med. e chir.*, février 1883.

FIORANI. *Gazette médicale de Lombardie*, 1882, n° 32.

FORST. Contribution à l'étude clinique de la sciatique. Thèse. Paris, 1881, n° 33,

* GIBERSON (C.-H.). Nerve stretching of sciatica. *Tr. Méd. soc.*, New-York, 1878, p. 189.

GILLETTE. Rapport sur un mémoire de M. Blum intitulé : *Deux cas d'élongation du sciatique pour névralgie rebelle. Bull. de la Soc. de Chirurgie de Paris*, 1882, t. VIII, p. 162.

GLATZ. Du traitement de la névralgie sciatique. *Revue méd. de la Suisse Romande*, 1882, t. II, p. 371-403.

HARLESS et HÜBER. *Zeitschrift für rat. Med.*, 1859, p. 446.

HARPE (DE LA). Un cas de sciatique rebelle, élongation, guérison. *Revue médic. de la Suisse Romande*, 1884, t. IV, p. 140.

* HELMUTH (T.-D.). Nerve stretching. Two cases. Boston, *N. Eng. Med. Gaz.*, 1879.

HESSLER. Zur Casuistik der Nervendehnung. *Dissertation inaugurale*, Berlin, 1881.

HEYDENREICH. Résultats cliniques de l'élongation des nerfs. *Semaine médicale*, 1885, 25 février.

HILDBRANDT. Beitrage zur Nervendehnung. Leipzig, *Deutsche Ztschr. für Chir.*, 1883, t. XIX, p. 329.

* JOHNSON AND WRIGHT. Sciatia of long standing cured by nerve-stretching. Philadelphie, *Med. and surg. Report*, 1883, t. XLVIII, p. 256.

* JOHNSON AND WRIGHT. Nerve stretching. (Chicago, *J. An. Med. Assoc.*, 1882, t. I. p. 504.

* KEEGAN A. case of sciatica treated by nerve stretching. Calcutta, *Indian med. Gaz.*, 1882, t. XVII, p. 181.

LAMARRE (E.). Contribution à l'étude de l'action de l'élongasion des nerfs. *Revue de chirurgie*, 1881.

LANGENBUCH. Meine Weitere Erfahrungen über die Wirkung der Nervendehnungen. Berlin, *Klin, Wochensch.*, 1881 et 1882.

LATTEUX. Voir Thèse de Duvault.

LEISRINK. Beitrage zur Casuistik des Nervenchirurgie. *Archiv. für Chir.*, 1882, n° 48.

LÉPINE. De l'influence qu'exercent les excitations du bout périphérique du nerf sciatique sur la température du membre correspondant. *Mémoires de la Société de Biologie*, 1876, p. 21.

LÉPINE. *Comptes rendus de la Société de Biologie*, 1883, p. 194.

* MACKINTOSH (Normann). Sciatic neuralgia, cured bu nerve stretching. *The Brit. Med. J.*, 1881, t. I, et Philadelphie, *Am. j. méd. s.*, 1881, t. V, p. 223.

* MACLEAD. Case of, nerve stretching in sciatica. Glasgow, *Med. jorn.*, 1882, t. XVIII, p. 376.

MASING. Névralgie sciatique double avec troubles sensitifs. Elongation, guérison. St-Pétersbourg, *Med. Wochensch.*, 1878, n° 34 et Jahresbericht *für Ges. Med. und Chir.*, t. II, p. 328.

MINOIR. Comptes rendus de l'Académie des sciences, 16 avril 1883,

MOLLIÈRE (Daniel). Discussion à la Société des Sciences médicales. *Lyon Médical*, 8 février 1885.

MORTON (William). A contribution to the subject of nerve stretching. *Journ. of nerv. and ment. disease*, 1882, p. 133,

* MUGELLINI. Caso di sciatica antica e grave trattata collo stiramento del nervo, con esito negativo. *Raccoglitore med., Forti*, 1881, p. 99.

NEGRETTO (A.) Due casi di ischialgia guariti merce lo stiramento incruento dello sciatico. Padoue, *Gaz. méd. ital.*, t. XXVII, p. 257.

5

NICOLAS (Joseph). Du traitement de la névralgie sciatique par l'élongation du nerf. Th. de Paris, 1881, n° 272.

OMBONI (Vincenzo). Nuovo contribuzione allo stiramento dei nervi nella terapeutica. *Annali univ. di med. e chir*, mars 1883.

* PARK (R.) Chronic sciatica, nerve stretching, recovery. Chicago. *M. J. and Exam*, 1884, t. XLVIII, p. 636.

* PATRUBAN. Sciatique rebelle, élongation, guérison. *Centralblatt für med. Wissensch.*, 1873, p. 254.

PEPPER (W.-J.). Clinical lecture on sciatica, with remarks upon its étiologie and treatment. Philadelphie, *Médic. Times*, 1882-1882, t. XIII, p. 385.

PLATZ (P.). Du traitement de la névralgie sciatique. *Journ. de Thérap.* Paris, 1882, p. 201, t. IV.

* POOLEY. Quarante observations d'élongation pour névralgies diverses, principalement dans le cas de névralgie sciatique. *The New-York med. Record.* 1880, p. 173.

QUINQUAUD. Elongation des nerfs avec troubles trophiques. *Gaz. méd. de Paris*, 1881, p. 208,

REDARD. Recherches sur la température des membres après l'élongation. *Comptes rendus de la Société de Biologie*, 1883.

* ROBINS (R.-P.). Note of three cases of nerve stretching for sciatica. Philadephie, *Med. News*, sept, 1883, p. 339.

ROGOVITCH. Vlijanie vitjanija nervo na ego provodimost i vozbudimost. *Kief*, *Univ. Izvicstija*, 1884, t. XXIV. Analysé dans la *Revue de Hayem*, 1884, t. XXIV, p. 434.

* SAYLOR. Nerve stretching for sciatica. Portland, *Proc. Oregon M. Soc.*, 1882, t. IX, p. 62.

SCHEVING. De l'élongation des nerfs. (Th. de Paris, 1881.)

* SINTZEL. Report of an obstinate case of sciatica ; treatment including nerve stretching, recovery. Chicago, *M. Rev.*, 1883. t. VIII, p. 471.

STINZING (Rœderich). Etude expérimentale sur l'élongation des nerfs. Leipzig, *Vogel*, 1883.

* STRUCHEMANN MAAG. Deux cas de névralgie de l'extrémité inférieure du sciatique ; élongation, amélioration, *Hosp. Fidende*, 1878, p. 44.

TARNOWSKI (Pauline). Altérations de la moelle, causées par l'élongation du sciatique. *Archives de Neurologie*, 1885, mai. — En publication.

TROMBETTA (Francesco). Sullo stiramento dei nervi, studi patologici e clinici, *Messine*, 1880.

WEIR-MITCHELL. Lésions des nerfs, *Paris*, 1874.

WELTRUBSKY. Erfahrungen über Nervendehnung Casuistiche Mittheilungen..., etc. Prag., *med. Woch.*, 1882, n° 11.

VERNEUIL. Deux cas d'élongation de nerf combinée au broiement. Voir Th. de Duvault, Paris, 1876.

* WIETH (John). Sciatique, élongation, amélioration passagère. *Americ. J. of Neurol. and Psych*, 1882, t. I., p. 465.

VOGT (Paul). Die Nervendehnung als operation in chirurgischen Praxis. Leipzig, *Vogel*, 1877.

X***. *Revue des sciences médicales de Hayem,* 1882, t. XIX, p. 640, 650, 652. 1883, t. XXII, p. 682.

WESTPHAL. Fait de dégénérescence, avec remarques sur l'élongation des nerfs. *Charité Ann.*, t. VIII, p. 372. Analysé dans la *Revue de Hayem*, 1884, t. XXIV, p. 168.

Lyon. — Impr. J. GALLET, rue de la Poulaillerie, 2.

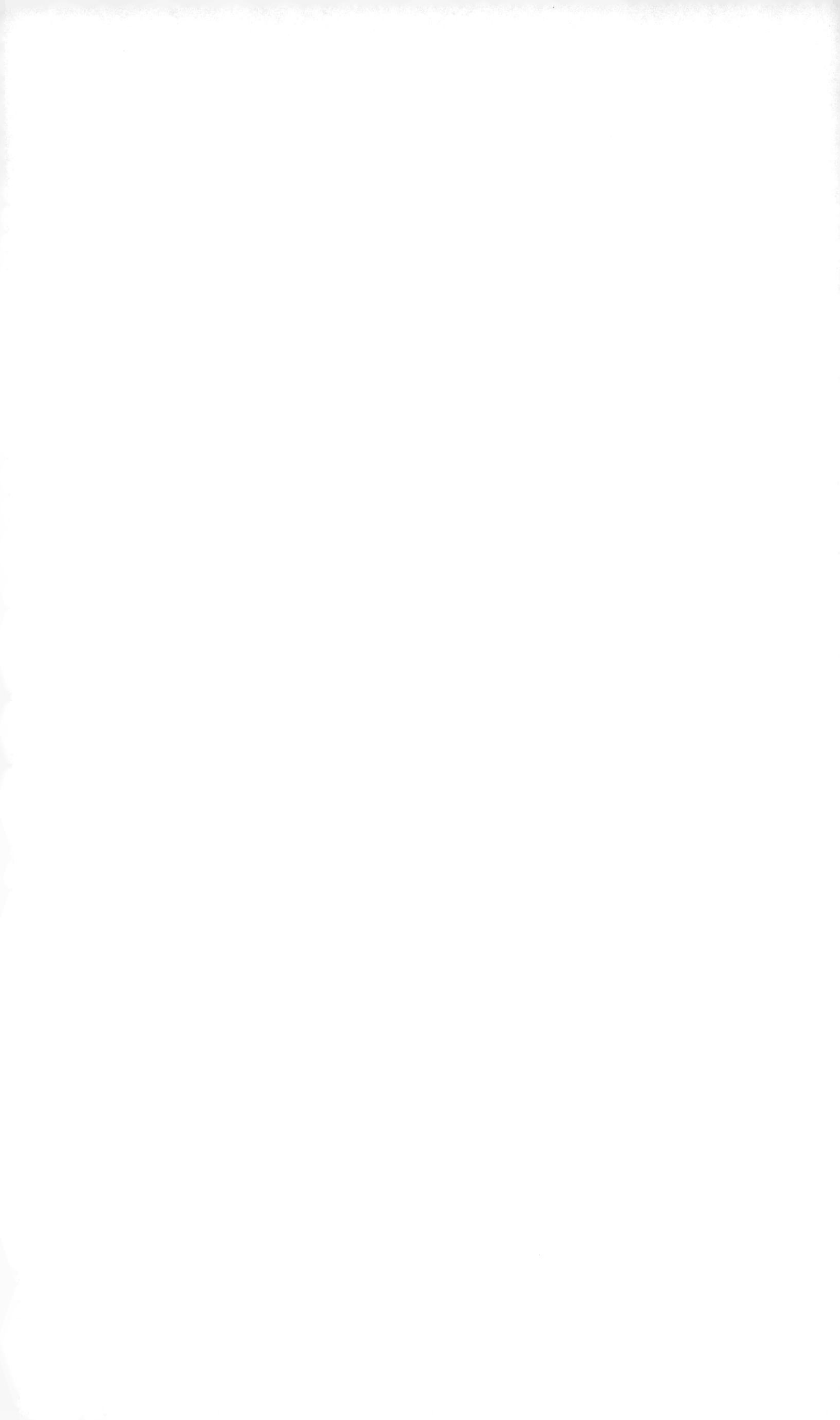

www.ingramcontent.com/pod-product-compliance
Ingram Content Group UK Ltd.
Pitfield, Milton Keynes, MK11 3LW, UK
UKHW020348250726
13967UKWH00005B/2171